NOTICE

SUR LE

MARÉCHAL JACQUES II DE MATIGNON

ET

GUIDE

A L'USAGE DES VISITEURS

DU

CHATEAU DE TORIGNI (Manche)

PAR

Maxime GODEFROY

PROFESSEUR DE PHILOSOPHIE AU PETIT SÉMINAIRE DE MORTAIN

2e *Édition*

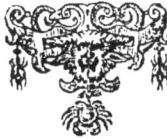

ÉVREUX

IMPRIMERIE DE L'EURE

—

1896

NOTICE

SUR LE

MARÉCHAL JACQUES II DE MATIGNON

ET

GUIDE

A L'USAGE DES VISITEURS

DU

CHATEAU DE TORIGNI (Manche)

PAR

Maxime GODEFROY

PROFESSEUR DE PHILOSOPHIE AU PETIT SÉMINAIRE DE MORTAIN

———

2e Edition

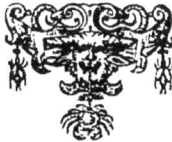

ÉVREUX

IMPRIMERIE DE L'EURE

—

1896

NOTICE

SUR LE

MARÉCHAL JACQUES II DE MATIGNON

L'illustre famille des Gouyon de Matignon, originaire de Bretagne, est très ancienne. Il est fait mention d'un de ses membres, Bertrand, dans un vieux manuscrit trouvé dans l'abbaye de Saint-Aubin-des-Bois, fondée, ainsi que celle de Saint-Jacut, par les seigneurs de Matignon.

Ce manuscrit (1), traduit du latin en rimes françaises par un prieur de l'abbaye, Guillaume l'Amant, 1820, débute ainsi :

> « Et est ce beau livre en latin
> Que moi, prior de Saint-Aubin
> Jadis de la fondation
> Des ayeux du sire Gouyon.
> Frater Guillelmus dit l'Amant,
> Ai translaté par le commandement
> De dame Jeanne de Bretagne (2),
> De Bertrand Gouyon la compagne
> En mil deux cent quatre vingts
> Que de translater ce m'advint. »

(1) Intitulé : Hic est liber sive memoriale antiquitatum Britannicarum et fundationis abbatiæ S. Albinis binorum ex hac patria, etc.

(2) Fille de Jean Le Roux, duc de Bretagne.

Selon cet ancien titre, la famille de Matignon était la première de Bretagne aprè celle du souverain. Il porte que vers l'an 383 l'empereur Maxime, laissa en Bretagne avec le titre de roi, un de ses lieutenants Conan-Meriadeck, et lui donna, pour défendre sa conquête, 43 officiers ou *bannerets*. Ceux-ci partagés en trois bandes, furent placés sous le commandement de trois chefs, appelés *Mathiberts* ou *Malibernes*. Le premier des Mathiberts fut un certain Gouyon, chef de la Maison qui nous occupe.

Au temps de l'invasion des Normands, le duc Alain-Barbe-Torte, gouvernait la Bretagne. Chassé de ses Etats par Rollon, il s'enfuit avec les siens en Angleterre. Après cinq ans de séjour dans cette grande île, il résolut de reprendre la Bretagne aux Normands (1). Gouyon, sire de Matignon, et cousin du duc, fut mis à la tête de la flotte, débarqua dans le port de Matignon, et tailla les Normands en pièces (936).

> Icel jeune Alain élevé
> Du sang royal comme est trouvé
> Empreinta nefs en Angleterre,
> Pour retourner en sienne terre :
> O quant à sa gent fut venu
> Il fit prêt sur gros et menu.
> Un prince banneret qui se clamait Gouyon
> Conduisit celle classe au port de Matignon
> Où est arrivé que fut-il descendit sans faille,
> Et mis grands et petits en ordre de bataille.
> Si advint qu'environ l'an neuf cent trente six
> En Bretagne Normands Danois furent occis,
> Par habitants du pays et gens de toute sorte
> Après que passé mer furent sous Barbe-Torte (2).

Sire Gouyon fit bâtir une tour fortifiée sur la pointe d'un rocher, proche Matignon, à l'entrée de la baie de la Fresnaye et lui donna le nom de la Roche Guyon (3).

(1) V. J. Janin, *Hist. de Bretagne*, p. 99.

(2) De Caillières, *Hist. du Maréchal de Matignon*, ch. I, p. 8.

(3) Ce fort devint la propriété de l'Etat sous Louis XIV. Le grand roi le fit reconstruire et agrandir par un élève de Vauban, et, depuis cette époque, i est devenu le château de la Latte, actuellement aux mains du duc de Feltre.

Un descendant de ce héros, *N. Gouyon de Matignon* obtint aux
États de Bretagne, en 1057, le pas sur les autres seigneurs.

Son fils, *Étienne Gouyon*, premier banneret de Bretagne, accompagna le duc Alain Fergent, allié de Guillaume le Conquérant, à
la conquête d'Angleterre (1066) et à Jérusalem (1096) (1).

Dans la suite, les sires de *Matignon*, figurèrent toujours au premier rang parmi la noblesse de Bretagne. L'un d'eux, *Bertrand II*,
cousin de Duguesclin, portait l'étendard du vaillant breton à la
bataille de Cocherel. Son petit-fils, *Jean*, devait assurer la grandeur de la maison de Matignon en épousant la fille du baron de
Torigny, *Marguerite de Mauny* (1450).

Jean eut deux fils, *Bertrand* et *Alain*. Celui-ci devint grand
écuyer de France et bailli de Caen. Bertrand eut l'honneur d'être
chambellan du roi Charles VII. Son fils, *Guy,* baron de Torigni
et grand chambellan de Bretagne laissa trois enfants, *Joachim,
Anne* et *Jacques.* Ce dernier devait être le père de notre héros.

Joachim, sire de Matignon, de la Roche-Gouyon et de Torigni,
devint chambellan du roi, son lieutenant-général et vice-amiral
pour toute la Normandie. C'était un prince savant et sage. Il
mourut en 1517 sans postérité.

Jacques Ier hérita de ses biens. François Ier qui l'avait en grande
estime, le nomma colonel-général des Suisses pendant les guerres
d'Italie (2). Il se distingua à Pavie et mourut dans le Piémont des
suites des nombreuses et glorieuses blessures, reçues sur les
champs de bataille. Il laissait trois enfants qu'il avait eus de la
noble dame Anne de Silly, fille et héritière en partie de François
de Silly, chevalier, seigneur de Lonray et de plusieurs autres
terres, chambellan du Roi, grand veneur et grand maître des
eaux et forêts du duché d'Alençon.

Aux titres nobiliaires de Jacques, le roi François Ier avait joint
celui du seigneur de la Roche-Tesson. Voici à quelle occasion :

Le connétable de Bourbon ayant ourdi un abominable complot
contre le roi de France, Matignon et d'Argouges, tous deux Normands et attachés à la personne du traître, surprirent ses intrigues
et essayèrent de le détourner d'une voie si funeste.

Matignon, dans un admirable langage que nous a conservé

(1) Voir le premier des onze grands tableaux de la galerie historique du
château de Torigni par le peintre Vignon.

(2) *Ibid.*

l'historien Mézerai (1) rappela tous ses devoirs au connétable. Celui-ci ayant persisté dans son dessein, Matignon et d'Argouges le dénoncèrent au roi. En récompense de sa fidélité, Matignon reçut la seigneurie de la Roche-Tesson.

Son successeur fut l'illustre Jacques II, l'une des plus belles figures de ce temps. Jacques II, joua un rôle considérable dans les évènements si tragiques de la dernière partie du XVIᵉ siècle, et à cette époque de défaillances morales, de haines et de perfidies, il sut forcer par son grand caractère et sa générosité chevaleresque l'admiration de tous ses contemporains.

Jacques II naquit le 16 septembre 1525 au château de Lonray, près d'Alençon.

De Caillères raconte (2) que sa mère, la vertueuse dame de Silly, lui donna une éducation en rapport avec sa qualité, le forma aux exercices du corps et lui inspira le goût des lettres. La noble dame consentit même à se séparer de son fils et l'envoya près de François Iᵉʳ « pour être nourri Enfant d'honneur de Monsieur le Dauphin. » La vertu de l'enfant, exposée au milieu d'une cour voluptueuse demeura intacte. Dans la suite même, il conserva cette pureté de mœurs qui contrastait fort avec les habitudes dissolues des courtisans.

« Jacques de Matignon, dit de Caillères, était de taille médiocre; son port avait quelque chose de grave et de hardi, sa rencontre était aimable, sa physionomie heureuse, et l'on voyait dans ses yeux une certaine vivacité qui découvrait celle de son esprit (3). »

Brantôme résume ainsi les principaux traits du caractère de Matignon : « C'est le capitaine le mieux né et acquis à la patience, un très fin et trinquat normand, se comportant à son commencement et au milieu et sur la fin et toujours de mieux en mieux (4). » D'Aubigny, dans ses « Vies des hommes illustres de France, » nous donne à peu près le même portrait. Mais il est incomplet. Sans doute, la patience, la finesse, le sang-froid ont fait du Maréchal un politique habile et un heureux guerrier; mais il faut dire à sa louange que son esprit fin et délié, son ardeur dans les

---

(1) Mezeroi, t. II, p. 935.
(2) *Hist. du Maréchal de Matignon*, liv. I, p. 15.
(3) *Id.*   *Id.*   liv. I, p. 15.
(4) *Hommes illustres*, p. 529.

combats, le cédaient à son grand cœur, à sa générosité chevaleresque.

Toutes ses actions furent inspirées par un attachement profond
à sa foi religieuse et à la royauté qu'il soutint envers et contre
tous.

Quelques historiens ont accusé Jacques II, d'avoir joué le rôle
d'un plat courtisan. Or, ses lettres à Catherine de Médicis et à
Henri IV, démentent cette assertion et nous révèlent en lui une
grande indépendance de caractère et une noble hardiesse de
langage.

Jacques II fut aussi apte à manier les hommes que l'épée, et sa
réputation d'habileté dans les conseils était aussi grande que celle
de sa valeur sur les champs de bataille.

Doué d'une intelligence supérieure, il fut un ami passionné des
lettres et des arts. Il consacra ses loisirs à embellir son château
de Torigni, dont son fils Charles, fit la plus belle résidence prin-
cière de la Basse-Normandie.

Le Maréchal de Matignon avait un grand fond de piété, une foi
robuste et éclairée qui l'élevèrent au rang des meilleurs champions
du catholicisme en France, à l'époque si tourmentée des guerres
de Religion.

Cette légère esquisse du caractère de notre héros nous permet
déjà de lui décerner en particulier l'éloge adressé à sa noble
famille :

> Ancienneté, vaillance et la dévotion
> Illustrent à jamais le nom de Matignon (1).

Le Maréchal Jacques II de Matignon partagea sa vie entre la
guerre et la politique et l'on ne saurait dire où il montra le plus
de sagesse et d'habileté.

Mais afin de mettre de l'ordre dans ce récit, nous suivrons
d'abord notre héros dans ses opérations militaires, puis nous
étudierons son rôle dans le Conseil des rois.

La vie militaire de Jacques II peut se diviser en deux périodes.
D'abord il prend part à la lutte de la France contre la Maison

(1) Ces deux vers se lisent dans le 1er tableau de Claude Vignon dans la
galerie du château de Torigni : Etienne Gouyon s'embarque pour la Terre-
Sainte avec Godefroy de Bouillon et Alain Fergent (1096).

d'Autriche, sous Henri II; puis il joue un rôle capital dans les trop fameuses guerres de Religion qui ensanglantèrent la France sous les règnes de François II, Charles IX, Henri III et Henri IV.

Jacques de Matignon entrait dans la carrière des armes à l'époque où Henri II, reprenant les projets de son père François Ier, s'alliait aux protestants d'Allemagne contre la trop puissante Maison d'Autriche, représentée par l'empereur Charles-Quint.

Il prit part à l'expédition dans l'Est, assista à la prise des Villes Impériales, Metz, Toul et Verdun, et pour sa belle conduite sur le champ de bataille reçut le commandement d'une compagnie de cent Chevaux-Légers. En l'année 1552, Matignon est dans Metz avec le duc de Guise, lorsque Charles-Quint vint mettre le siège devant la place qu'il veut à tout prix reprendre aux Français. On sait l'issue de ce siège mémorable, l'énergique résistance des nôtres, la fuite honteuse des Allemands. Entre tous les braves capitaines de cette époque, Matignon se signala par sa valeur, et le duc de Guise aimait à lui confier les entreprises les plus périlleuses.

L'année suivante, il s'enferme avec le duc de Bouillon dans la ville d'Hesdin. La place tombe aux mains des Impériaux, mais Matignon touve moyen de descendre dans le fossé et de s'enfuir inaperçu dans une forêt voisine.

La sagesse, le sang-froid et la bravoure dont Matignon avait fait preuve dans ces premières campagnes lui valurent le commandement d'une brigade de cavalerie chargée d'opérer sur les ailes de l'armée. Alors se déploya toute sa sagacité, sa vigilance. Rien ne lui échappait, personne ne fut plus habile à prendre connaissance des positions, des manœuvres de l'ennemi. Sitôt logé dans ses quartiers, son premier soin était de faire le plan de tout ce qui se trouvait à trois ou quatre lieues autour de lui et de le réduire en cartes topographiques (1).

Matignon assista à la trop fameuse bataille de Saint-Quentin : il y fut fait prisonnier avec le connétable de Montmorency et une foule d'autres capitaines distingués. Sa captivité qui se prolongea jusqu'au traité de Cateau-Cambrésis l'empêcha de suivre le duc de Guise devant Calais dont la prise fit oublier le désastre de Saint-Quentin.

Peu de temps après, Matignon profitant des loisirs de la paix,

---

(1) *Hist. du Maréch. de Matig.*, par de Caillières, liv. 1, p. 23.

épousa Françoise, fille du comte de Lude, aussi remarquable par ses vertus que par sa beauté (1559).

Ici finit la première période de la vie militaire de notre personnage.

Henri II venait d'être frappé à mort dans un tournoi par le comte de Montgommery qui devint plus tard le chef le plus intrépide des huguenots en Basse-Normandie et le principal adversaire de Matignon. — François II, l'aîné des fils de Henri, quoique en âge de gouverner l'État, en laissa les rênes à sa mère, la fameuse Catherine de Médicis. Cette femme astucieuse, ayant besoin d'un conseiller sage et discret, jeta les yeux sur Matignon qu'elle connaissait depuis longtemps et l'appela à la cour. Nous parlerons plus tard du rôle qu'il joua dans la politique de cette époque. Comme capitaine, il eut bientôt l'occasion de se signaler de nouveau dans les guerres de religion qui devaient couvrir la France de sang et de ruines matérielles et morales.

Dès l'année 1559, Catherine de Médicis fit pourvoir son fidèle serviteur Matignon de la charge de lieutenant-général du roi en Basse-Normandie.

Le nouveau lieutenant-général fixa alors sa résidence ordinaire à Torigni. Déjà les ministres huguenots agitaient le pays; la doctrine de Calvin était prêchée à Saint-Lô et quelques seigneurs puissants l'embrassaient avec enthousiasme.

Le premier apôtre de la Réforme dans la Manche fut un moine apostat, nommé *Soler*, d'origine espagnole, un instant pasteur de Saint-Clément de Jersey. Il fit des prosélytes, parmi lesquels Jean *Brouault*, prieur de Saint-Eny, « l'apôtre » de Carentan, et Benjamin *Basnage*, dont le fils, Henri, publia des ouvrages qui sont restés comme un des plus vastes monuments de notre législation normande.

L'un des plus fameux prédicants de cette époque dans la presqu'île Cotentinaise et l'Avranchin fut Jean Guiton de Villiers, près de Pontorson, qui fut aussi l'un des plus ardents admirateurs du Cardinal Odet de Châtillon. Son nom est resté célèbre dans notre pays.

A côté des prédicants, les chefs militaires de la Réforme. Au premier rang, *Gabriel de Lorges, seigneur de Ducey* et *comte de Montgommery*, à cause du fief de ce nom, situé entre Lisieux et Falaise; Bricqueville de Colombières, les deux Sainte-Marie d'Aigneaux, près de Saint-Lô, les Pierrepont de Saint-Marcouf (1).

Pour être juste à l'égard de ces capitaines huguenots, il faut avouer qu'ils firent preuve d'un grand courage; mais ils avaient embrassé la réforme par intérêt pour satisfaire leur ambition et faire échec au roi. Sous le masque de la religion se cachait le seigneur féodal, impatient de reconquérir sur la royauté absolue les droits et privilèges que les monarques depuis Charles VII leur avaient arrachés par lambeaux.

Matignon, informé des menées audacieuses des huguenots, leva aux frais des églises, cent arquebusiers à cheval. A la nouvelle que Montgommery a livré aux Anglais Rouen, le Havre et Dieppe, il s'empressa de mettre des garnisons à Cherbourg et à Granville, à Alençon, à Falaise, à Vire, etc. (2).

Cependant les Calvinistes se livrent à tous les excès. Ils pillent l'église de Notre-Dame à Saint-Lô (3), l'abbaye de Cerisy (4), le trésor de la cathédrale de Coutances, l'abbaye de Savigny (5), dans l'Avranchin, l'abbaye de Montmorel, près de Ducey, la cathédrale d'Avranches (6); ils occupent et saccagent Valognes, Vire et Coutances dont l'évêque Arthus de Cossé fut victime des plus ignobles vexations (7).

Ils essaient aussi de forcer la ville de Cherbourg défendue par Matignon en personne, mais il ne peuvent que piller l'abbaye du Vœu, située en dehors de l'enceinte (8).

Cependant le duc d'Etampes, gouverneur de Bretagne, se dirige sur Vire qu'il veut reprendre aux Huguenots; Matignon l'y rejoint et tous deux, après plusieurs assauts meurtriers s'emparent de la place et du château. Puis ensemble ils marchent sur Saint-Lô qui est livré au pillage.

Pour ne pas nous engager dans un dédale d'évènements secondaires, disons seulement que Matignon, en toute circonstance, fit

---

(1) *Histoire des guerres de Religion dans la Manche,* par Delalande, p. 8 et suivantes.

(2) *Hist. du Maréch. de Matignon,* par De Caillières, p. 53-54,

(3) Toustain de Billy. *Hist. du Cotentin.*

(4) *Neustria pia,* p. 435.

(5) Séguin, p. 351.

(6) François Desrues, *Descrip. de la France,* etc., p. 36`.

(7) G. Ybert, à l'*Ann. de la Manche* de 1837, p. 160.

(8) Demons, *Histoire civile et religieuse de Cherbourg.*

preuve d'une vigilance, d'une habileté incomparables. Il sut conserver au roi les places si importantes de Cherbourg et de Granville, établir un camp volant pour empêcher les descentes des étrangers, dissiper les secours que les huguenots du pays pouvaient lui donner et escorter les convois de l'armée du roi (1).

S'il ne put prendre part au *siège de Rouen*, signalé par la mort du roi de Navarre et la fuite de Montgommery en Angleterre, à la bataille de Dreux et au siège d'Orléans, il empêcha du moins la descente des renforts et des convois anglais sur nos côtes, occupa une partie des forces calvinistes et envoya des secours opportuns à l'armée royale.

On peut juger de l'estime et de l'affection que la reine et les chefs du parti catholique avaient pour Matignon, par deux lettres qui lui furent envoyées à cette époque, l'une à l'occasion de la prise de Rouen, l'autre après l'assassinat du duc de Guise sous les murs d'Orléans. Celle-ci est du cardinal de Guise : « Vous aurez comme je crois, écrit-il, dès cette heure entendu quelle malheureuse fin et issue a eu la blessure de feu Monsieur mon Frère dont je m'assure que tous ses amis ont un merveilleux regret, et que pour la bonne affection qu'ils lui ont portée, ainsi que je sais certainement que vous avez fait, ils ne perdront jamais la volonté de faire et s'employer pour ceux qu'il a laissés, quand ils en auront le moyen. Vous priant, Monsieur de Matignon, croire aussi que nous ne faudrons jamais de notre part envers nos bons amis, à toutes les occasions que nous leur pourrons faire connaître, combien nous les voulons aimer et estimer, et leur faire plaisir en tout ce qu'il nous sera possible. Vous tenant en ce nombre et des plus certains et assurés, et me recommandant de bien bon cœur à votre bonne grâce : je prierai Dieu qu'il vous donne, Monsieur de Matignon, ce que plus désirez. De S. Mesmin le 12 de mars 1562. »

Cette lettre montre assez les relations intimes de Matignon avec la puissante famille des Guise. Matignon était fort discret dans ses liaisons, mais une fois contractées, elles devenaient indissolubles. Personne ne fut plus sûr en amitié. Le roi lui-même, après le traité d'Amboise, voulut donner à son fidèle lieutenant en Basse-Normandie, des marques singulières d'estime. Il lui

(1) *Hist. du Maréch. de Matignon*, liv. 1, p. 55.

accorda la faculté de réunir la baronnie de la Ferrière-Harang (1)
à celle de Torigni, ainsi que l'honneur d'un commandement de
cinquante hommes d'armes, avec la lieutenance générale, dans
tout le Bocage et dans le ressort du bailliage de Caen (2).

La même année, Charles IX voulut parcourir la Normandie
pour s'assurer de l'état des esprits et des ravages de la guerre.
Matignon était à ses côtés, et « chacun constatait qu'il avait
l'oreille du maître. » C'était justice, car même en temps de paix,
ce loyal serviteur, de son château de Torigni, surveillait les
sourdes menées de Montgommery, revenu d'Angleterre et des
lieutenants Coulombières et de Pierrepont. Guillaume de Pierrepont, sieur de Montcoq (3), tenta même un hardi coup de main
sur Cherbourg, mais Matignon mit sa bande en déroute et le fit
prisonnier.

La vigilance et la fidélité de Matignon lui avaient fait beaucoup
d'ennemis. On voulut lui faire subir le sort du duc de Guise. Un
certain capitaine, du nom de Vaucèles, entraîna quelques soldats;
mais l'un d'entre eux révéla le complot. Vaucèles méritait la
mort : Matignon lui pardonna généreusement, se contentant de
lui dire que sa religion ne valait rien puisqu'elle l'avait porté à
l'assassiner sans sujet, et de lui interdire tout séjour en Normandie.

Matignon se montra toujours généreux envers ses ennemis. On
lui a reproché d'avoir ordonné le massacre des vaillants compagnons de Montgommery pris dans le château de Domfront. Matignon n'ordonna rien : il laissa faire. En ce, il fit sans doute acte
de faiblesse, mais n'était-il pas entraîné lui-même par les passions
violentes et haineuses de ces guerres fanatiques? On l'accuse aussi
d'avoir promis la vie sauve à son adversaire et de l'avoir ensuite
livré à la reine qui le fit décapiter. Matignon ne promit à son
prisonnier que la vie et les plus grands égards *tant qu'il demeure-
rait entre ses mains.* Ce fait est attesté par le protestant d'Aubigné.

Entre la paix d'Amboise et la seconde guerre de Religion, Matignon, maréchal de camp (4) depuis quelques mois, reçut l'ordre
de démolir les fortifications de Saint-Lô et de surveiller les côtes

(1) Actuellement paroisse du diocèse de Bayeux, entre Vire et Torigni.
(2) Rich. Séguin, p. 371.
(3) Actuellement paroisse attenant à la ville de Saint-Lô.
(4) Grade correspondant à celui de général.

pendant le siège du Havre, que le maréchal de Brissac voulait reprendre aux Anglais. Matignon fit si bonne garde qu'il reçut de la reine-mère une lettre pleine d'éloges au sujet de sa conduite prudente et avisée. La cour étant venue à Caen peu de jours après, s'ingénia à le combler d'honneurs (1).

Le jeune roi, Charles IX, ayant atteint sa quatorzième année, fut déclaré majeur et fit avec sa mère un voyage sur les frontières du royaume, du côté de la Navarre et de la Lorraine.

Les ravages qu'avaient commis les Huguenots, l'exitèrent à tel point qu'on prévit dès lors une prochaine reprise d'armes. Cependant Catherine de Médicis donnait tant de gages au protestantisme que le Pape se vit contraint d'élever la voix en faveur des catholiques. D'ailleurs les calvinistes relevaient la tête de toutes parts et préparaient la guerre. En Normandie, Montgommery, Coulombières, etc., rassemblaient secrètement des troupes. Le roi en fut informé par Matignon, et le même avis lui arriva de plusieurs points à la fois, ce qui redoubla sa colère.

Sur ces entrefaites, Condé, à la tête d'un fort parti de troupes, essaya de se saisir de la personne du roi, à Meaux. Charles IX, grâce à la bravoure des Suisses, échappa au guet-apens; mais cette tentative fut le signal de la seconde guerre civile.

Les Huguenots, ayant à leur tête Condé et Montgommery, s'emparèrent des abords de la capitale et l'investirent. Le roi, voyant que les troupes du connétable de Montmorency étaient insuffisantes, écrivit à Matignon de lui amener des renforts. Celui-ci arriva aussitôt et empêcha d'Andelot, frère de Coligny, de se joindre aux troupes de Condé. Cette manœuvre contribua au succès des troupes royales. Montmorency fut tué, mais les Calvinistes perdirent la bataille dans la plaine de *Saint-Denis* (1567) (2).

Le lendemain, Matignon fit son entrée dans Paris, où la cour le reçut avec enthousiasme.

Les chefs du parti catholique avaient succombé : Guise sous les murs d'Orléans, Montmorency dans la plaine de Saint-Denis. La lieutenance générale du royaume était vacante : le fils du duc de Guise y prétendait, mais Catherine, redoutant la popularité des princes de la maison de Lorraine, l'écarta et choisit son fils, le

---

(1) *Hist. du Maréch. de Matig.*, par de Caillières, liv. I, p. 74.
(2) *Hist. du Maréchal*, par de Caillières, liv. I, p. 94, etc.

duc d'Anjou, plus tard Henri III. Le duc d'Anjou choisit à son tour pour maréchal de camp Jacques II de Matignon.

Celui-ci, jusques là retenu dans sa lieutenance de Basse-Normandie, allait exercer ses talents militaires sur un plus vaste théâtre, aborder la grande guerre. Il y fera bonne figure.

Il prit part aux batailles de *Jarnac* et de *Montcontour* (1569). Dans cette dernière rencontre, il fut renversé d'un coup de lance et eut son cheval tué sous lui; mais il força la victoire en chargeant les calvinistes à la tête d'un gros de cavalerie (1).

La paix fut conclue en 1672 et cimentée par le mariage du roi de Navarre (le futur Henri IV), chef des huguenots, avec Madame Marguerite, fille de France.

Ce n'était pourtant qu'une paix fourrée. Un attentat fut commis à Paris contre l'amiral de Coligny : beaucoup de catholiques, en province, commencèrent à courir sus aux protestants. Il en fut ainsi en Normandie. Matignon était alors à son château de Lonray, près d'Alençon; ses coréligionnaires prenaient déjà les armes : alors il court à Alençon avec ses gardes, ses domestiques, fait fermer les portes, pose des corps de garde par tous les quartiers, défend sous peine de mort aux catholiques de rien attenter contre les huguenots et commande à ceux de la nouvelle religion de se trouver tous à la Place et sans armes, sous sa protection (2).

De Caillières, auquel nous empruntons ces détails, ajoute que de son temps la mémoire de cette action était encore si chère à toute la ville que les habitants apprenaient à leurs enfants dès le berceau, à révérer le nom de ceux, dont l'illustre prédécesseur avait sauvé tant de bonnes familles.

D'Alençon, Matignon se rendit en toute hâte à Saint-Lô où il apaisa aussi les premières fureurs de la population catholique. Grâce à son intervention et à son ascendant, la basse Normandie n'éprouva pas le contre-coup de la Saint-Barthélemy. La ville de Caen, reconnaissante, lui offrit un buffet d'argent, de la valeur de 800 à 1,000 écus?

A la nouvelle de la Saint-Barthélemy, les calvinistes de Normandie allèrent chercher un abri dans les îles de la Manche.

---

(1) *Hist. du Maréch. de Matig.*, par de Caillières, liv. I, pp. 108, 109.
(2) *Hist. du Maréch. de Matig.*, par de Caillières. liv. I, p. 112.

Montgommery lui-même, avec Coulombières et Sainte-Marie-d'Aigneaux, se réfugia à Jersey.

Mais il en revint bientôt avec 5,000 hommes de troupes mises à sa disposition par la reine Elisabeth d'Angleterre... En même temps les autres protestants se soulevaient par toute la France. Catherine de Médicis prescrivit la levée de trois armées dont l'une fut confiée à Matignon pour combattre en Normandie Montgommery et les Anglais. « Je vous confie, lui avait dit la reine, le poste le plus honorable et le plus périlleux. » Cependant Montgommery s'était rendu maître de Carentan et du passage des Vez. Enhardi par ce premier succès, il alla assiéger Valognes, mais le vaillant Cartot le força de se retirer. Saint-Lô tomba en son pouvoir. Cherbourg, à proximité de l'Angleterre, le tentait surtout : mais il n'osa pas en entreprendre le siège.

Que faisait alors Matignon? Aussitôt arrivé en Normandie, il s'arrêta à Caen, rassembla une armée de 5,000 hommes de pied et de 1,800 chevaux, prit dans la ville vingt pièces de canon, et suivi de ses maréchaux de camp de Fervaques et Villers-Emmery, marcha droit à Falaise qu'il reprit, et de là à Argentan qui ne fit qu'une faible résistance.

Ayant appris que Montgommery s'était emparé de Carentan et de Saint-Lô, Matignon comprit aisément que son redoutable adversaire voulait faire de cette dernière ville sa place d'armes pour défendre l'entrée du Cotentin. Il fallait l'en déloger à tout prix. Matignon conçut un plan très habile. Il feindrait d'attaquer Carentan où était de Lorges, fils de Montgommery, et pendant ce temps ferait investir la place de Saint-Lô : ce qui arriva. Montgommery trompé envoya des renforts à son fils et affaiblit la défense de la ville qui se trouva investie par la plus grande partie des troupes de Matignon. A ce siège apparaît pour la première fois le fils de ce dernier, le comte de Torigni, à peine sorti de l'enfance (1).

Montgommery, voyant que la ville allait être entourée de toutes parts, laissa le commandement à Coulombières, son gendre, s'échappa avec soixante chevaux par le côté de Torteron qui n'était pas encore gardé et, à marches forcées, gagna Domfront où il avait beaucoup de partisans.

(1) *Hist. du Maréch. de Matig.*, par de Caillières, liv. I, p. 123, etc...

Apprenant la fuite de son adversaire, Matignon chargea Villers-Emmery de poursuivre le siège et se mit avec un fort détachement de troupes à la poursuite de Montgommery. Celui-ci était depuis quelques jours à Domfront, lorsque Matignon investit la ville et la serra de si près qu'il était absolument impossible d'en sortir (1).

Après une défense de vingt-quatre heures, la ville fut forcée et les défenseurs se retirèrent dans le château, situé sur un rocher escarpé au pied duquel coule la Varenne, et flanqué de quatre grosses tours.

Montgommery, sommé de se rendre, refusa toute transaction. Alors Matignon fit tirer le canon à toute volée contre le château dont les défenseurs firent, mais en vain, une vigoureuse sortie.

Puis l'assaut fut commandé, mais les assiégés le repoussèrent victorieusement. Montgommery, que Matignon reconnaissait pour l'un des plus redoutables guerriers de l'époque, se battit comme un lion. Un second assaut n'eut pas plus de succès; la défense fut aussi terrible que l'attaque. On comprenait de part et d'autre que la grande partie se jouait. Catherine de Médicis avait envoyé de nombreuses troupes et du canon à son lieutenant. Montgommery avait perdu la plus grande partie de ses compagnons d'armes : vingt-huit seulement survivaient.

Matignon lui fit de nouvelles propositions : il les accepta et arbora le drapeau blanc; le château fut livré au vainqueur.

Celui-ci, maître de Domfront et de Montgommery, informa la reine de ses succès et des clauses de la capitulation; puis il reprit en toute hâte le chemin de Saint-Lô qui tenait toujours. En route, il traita son prisonnier avec tous les égards dûs à sa valeur et lui persuada que s'il amenait Coulombières à rendre spontanément la place de Saint-Lô, la reine lui ferait grâce.

Montgommery entra dans les vues de Matignon, essaya de convaincre Colombières; mais celui-ci rejeta avec indignation les propositions de son ancien capitaine. Alors Montgommery fut conduit et enfermé au château de Caen, et Matignon fit en règle le siège de Saint-Lô qui ne tarda pas à tomber entre ses

(1) Pour le siège de Domfront, consulter de Caillières, p. 125; Séguin, p. 377 et suiv.; Toustain de Billy, *Hist. du Cotent.*; Delalande, p. 92 et suiv.; Le Manuscrit de François de Boispitard; La Chanson de Montgommery; Caillebotte; Mézeray.

mains (1). De Saint-Lô, Matignon se porta sur Carentan, défendu
par De Lorges, fils de Montgommery. Cette place fut enlevée,
ainsi que Valognes.

Pendant ce temps, Montgommery était emmené à Paris, enfermé
à la Conciergerie du Palais, dans une tour qui a longtemps porté
son nom, condamné à mort et exécuté, à la grande joie des bour-
geois de la capitale, qui haïssaient mortellement les Huguenots (2).

La province de Normandie pacifiée, Matignon, voulant empêcher la place de Saint-Lô de retomber aux mains des calvinistes,
pria Sa Majesté d'ordonner que la ville et baronnie serait échan-
gée avec la terre et seigneurie des Moutiers, du consentement de
l'Evêque et de son chapitre pour demeurer en propre à la famille
de Matignon : « moyennant quoi, il s'obligeait de faire bâtir un

(1) La défense héroïque de Coulombières frappa l'imagination populaire.
Voici trois couplets d'un Noël composé à cette occasion :

« Le premier jour de mai
Par permission divine,
Saint-Lô fut attaqué
A coups de couleuvrine ;
Somme qu'on eût pensé
Que tout y fût rasé,
En cendres consumé
Tant fut grand' la ruine.

Matignon y était
Et sa gendarmerie ;
Rampan, Clérel, aussi
Aigneaux Sainte-Marie,
Qui sans cesse disait
Coulombières rends-toi
Au grand Charles, ton roi,
Ou tu perdras la vie.

Colombières répond
Tout rempli de furie :
De me rendre en poltron
Qu'on ne me parle mie :
Jamais ne me rendrai,
Toujours je combattrai,
D'ici vous chasserai
Ou j'y perdrai la vie (1). »

(2) *Hist. du Mar. de Matignon*, liv. 1, 131.

(1) Toustain de Billy, *Histoire du Cotentin.*

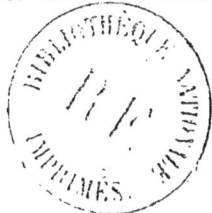

2.

réduit en forme de citadelle pour la sûreté de la garnison, et pour contenir le peuple dans l'obéissance et le devoir (1). » La requête fut trouvée juste; l'échange s'accomplit et la *famille de Matignon devint maîtresse de la ville et baronnie de Saint-Lô,*

Cependant le roi Charles IX se mourait. Catherine de Médicis prévoyant une fin prochaine, s'entoura de ses conseillers et témoigna une confiance particulière à Matignon. Le roi s'éteignit après une agonie terrible, en l'année 1574.

Le trône revenait à Henri, roi de Pologne, frère de Charles IX. Ce prince quitta ses Etats du Nord et vint régner en France sous le nom de Henri III. Après son mariage avec la fille du duc de Lorraine, il se fit sacrer à Reims. Matignon était présent à la cérémonie avec les grands du royaume.

Pour s'attirer les bonnes grâces des protestants, Henri III avait remis en liberté son frère le duc d'Alençon et Henri, roi de Navarre. Avances inutiles, car le sacre était à peine fini, que les huguenots reprenaient les armes. Ceux de Normandie les saisirent avec empressement; mais Matignon fut aussi prompt que ses adversaires.

En quelques jours il est devant Alençon. A la vue des couleurs de celui qui les avait arrachés aux fureurs de la Saint-Barthélemy, les habitants rentrèrent aussitôt dans le devoir et ouvrirent leurs portes à leur bienfaiteur (2). Après Alençon, le château de Lassé sur la frontière du Maine, la ville de la Ferté et le Mont-Saint-Michel tombent au pouvoir de Matignon. Après ces exploits, il retourna à la cour où il fit preuve d'une grande habileté politique.

En l'année 1578, le roi voulut récompenser les longs et fidèles services de Matignon en l'élevant, en même temps que Biron, à la haute dignité de *Maréchal de France*, qui donnait à son titulaire le commandement de quelqu'une des provinces ou des armées du roi.

L'année suivante, le nouveau Maréchal, à cause de son zèle pour la défense de la religion catholique, était fait *Chevalier du Saint-Esprit* (3).

(1) *Histoire du Maréch. de Martignon*, liv. I, p. 136.
(2) *Id.*   *Id.*   liv. II, p. 141.
(3) *Id.*   *Id.*   liv. II, p. 147.

Depuis quelque temps, la paix de Nérac laissait des loisirs au Maréchal, mais une nouvelle prise d'armes des protestants le tira de la cour. Il fut envoyé à la tête d'une armée, en Picardie, contre le prince de Condé, qui s'était emparé de l'importante place de La Fère. Le siège fut court, mais sanglant. Le gendre du Maréchal, un normand, le comte de Camisy, s'y distingua entre tous : le roi le créa gentilhomme de sa chambre (1).

Les succès de Matignon à la Fère lui valurent un des postes les plus importants du royaume à cette époque. « Le roi qui le considérait comme un homme sage et résolu, dit de Caillières, voulut que le Maréchal de Biron se demit entre ses mains de la *Lieutenance générale de Guyenne*, et le choisit parmi tous ses sujets pour l'opposer au roi de Navarre, qui en était gouverneur et qui en faisait la retraite principale des forces de son parti (2). » Dans sa nouvelle fonction, Matignon se montra surtout politique habile. Voyons actuellement ce que fit le guerrier. Il eut bientôt à combattre le roi de Navarre dont il était lieutenant-général. Henri de Navarre, d'accord avec le prince de Condé, s'était déclaré ouvertement pour les huguenots. Matignon, au nom du roi, soutenait les ligueurs. La lutte entre de pareils adversaires devait être intéressante. Elle le fut en effet. Matignon s'empara tout d'abord de Castels et de Monségur. Dans cette dernière place, il reçut une députation des habitants de Bordeaux qui lui offraient la *mairie de leur ville*.

Matignon accepta et continua sa campagne. A la prise de Castillon se distinguèrent son second fils, le comte de la Roche et son gendre, le comte de Camisy, qui fut plus tard blessé à Meillan et reçut une lettre fort élogieuse du roi. Après une trève de courte durée, la lutte se ralluma plus vive entre les catholiques et les huguenots. Cette fois, le roi de Navarre y joua un rôle important. Matignon, chargé de le combattre, reçut avis qu'une armée, commandée par le duc de Joyeuse, venait à son secours. Joyeuse et Henri de Navarre se trouvèrent bientôt en présence, à *Coutras*, sur les bords de l'Isle. Matignon qui s'avançait à marches forcées à la rencontre de Joyeuse, lui manda de retarder le combat jusqu'à son arrivée. Mais le duc qui voulait pour

(1) *Hist. du Maréch. de Matignon*, liv. II. p. 153.
(2) *Id.*   *Id.*   liv. II, p. 155.

lui seul les honneurs de la journée, engagea la bataille, fut vaincu et tué.

Matignon sauva les débris de son armée et reprit en toute hâte la route de Bordeaux où la nouvelle du désastre de Coutras pouvait ébranler l'autorité royale. De Bordeaux il épia tous les mouvements de son adversaire. Celui-ci, frappé des grandes qualités militaires de Matignon et des victoires remportées par les troupes royales sur les étrangers, alliés des Calvinistes, à Vimory et à Auneau, ne tenta aucune entreprise sérieuse et se tint tranquille dans Montauban (1588).

Cependant le Maréchal éprouva un deuil cruel : il perdit son second fils, le seigneur de Lonray, nommé à l'évêché de Coutances et pourvu des Abbayes de Lessay et de Cherbourg (1). « A ce mal sans remède, dit l'historien de Caillières, Jacques de Matignon opposa une constance invincible. « Une si grande douleur n'enleva rien à son activité et à sa vigilance.

Peu de temps après il présenta le combat au roi de Navarre qui fut battu à *Nérac* et il s'empara d'un grand nombre de villes dans le Quercy.

Mais bientôt l'assassinat du duc de Guise à Blois changea la face des affaires. La Ligue devint l'ennemie implacable d'Henri III qui, sentant sa faiblesse, se rapprocha du roi de Navarre. Un traité fut conclu où Matignon servit d'intermédiaire. Il reçut en récompense le titre de *Couverneur de Guyenne.* Cependant les évènements se précipitaient. Après la mort de la reine mère, Catherine de Médicis, à laquelle le Maréchal devait sa fortune et qu'il éclaira de ses meilleurs conseils, comme il sera dit plus tard, survint l'assassinat du roi sous les murs de Paris qu'il assiégeait de concert avec le roi de Navarre.

Matignon, pendant ce temps, demeurait fidèle à la cause royale, combattait de toutes ses forces la Ligue à Bordeaux et dans toute la Guyenne, s'appliquait à faire reconnaître Henri IV tout en exhortant énergiquement ce prince à étudier la religion catholique et à se convertir. En l'année 1591, Matignon s'empara de Rion sur les Ligueurs et son fils, le comte de la Roche, enleva Agen, le dernier grand boulevard de la Ligue en Guyenne.

(1) Le Maréch. avait encore deux fils et deux filles : l'aîné de ses fils était Odet, comte de Torigni; le plus jeune, Charles, comte de la Roche; l'une des filles était mariée au comte de Camisy.

Quatre ans plus tard, au moment de la guerre avec l'Espagne, le Maréchal mit sa province en état de défense, mais il ne s'y passa aucun fait important. Henri IV qui connaissait la bravoure consommée et l'extrême prudence de Matignon, eût bien voulu s'en servir dans ses guerres contre les Ligueurs du Nord, mais il regardait la défense de la Guyenne, immense province aux portes de l'Espagne, comme un point capital, et Matignon lui semblait l'homme le plus propre à l'organiser et à la soutenir.

Matignon, depuis quelque temps à Paris où il assistait le roi de ses conseils, était accouru dans son gouvernement menacé par les Espagnols, lorsque la mort le surprit, le 27 juillet 1597, au poste du devoir (1).

Matignon a joué un très grand rôle dans le conseil de nos rois à l'époque des guerres de Religion. Catherine de Médicis, qui savait juger les hommes, le choisit pour confident et s'en trouva bien. Que ne suivit-elle toujours ses avis? Nous n'aurions pas eu à déplorer tant de sang versé, tant de ruines accumulées pendant l'espace de quarante années.

Trois caractères principaux distinguent la politique de Matignon. Elle est habile et loyale, dévouée à la cause de la royauté, orientée vers la religion catholique.

Nul ne fut plus habile que Matignon à découvrir les complots, les agissements ténébreux des mécontents, à deviner même les desseins, les plus secrètes pensées des ennemis du roi et de la Religion catholique. Il en remontre, en ce point, à l'Italienne Catherine de Médicis, pourtant si bien au courant des intrigues et menées de toutes sortes.

C'est lui qui découvre en 1561 l'accomodement du connétable de Montmorency et du duc de Guise qui pouvait être si préjudiciable aux intérêts de la royauté. C'est lui que la reine mère emploie pour détacher le duc du parti contraire. Du reste, de Guise appréciait singulièrement les grandes qualités du Maréchal et demeura jusqu'à la fin de sa vie un de ses amis les plus dévoués.

En Normandie, les Huguenots ne pouvaient ourdir aucun complot, qui ne fut découvert par Matignon (2), aussi ces derniers employèrent-ils tous les moyens pour le perdre dans l'esprit de

---

(1) *Histoire du Maréch. de Matign.*, par de Caillières, liv. III. p. 368.
(2) *Id.*   *Id.*   Id.   liv. I, p. 68.

Charles IX et de Catherine de Médicis. Un gentilhomme calviniste, le capitaine Vaucèles attenta même à sa vie.

Mais toujours la conduite du Maréchal à l'égard des huguenots fut empreinte de la plus grande loyauté et d'une extrême modération.

Après les massacres de 1574, c'est encore Matignon qui découvre les pratiques coupables du roi de Navarre et du duc d'Alençon que les huguenots avaient gagnés pour les faire chefs de leur parti, et qui avertit le roi des levées que Montgommery faisait en Angleterre, en prévision d'une guerre prochaine. Aussi Catherine de Médicis recourt-elle de plus en plus à ses conseils. Les lettres de la reine mère à Matignon se multiplient et témoignent de la plus grande confiance dans la prudence et les talents du lieutenant général :

A la mort de Charles IX, Catherine, pour disposer les partis en sa faveur, voulut remettre en liberté le duc d'Alençon et le roi de Navarre. Mais Matignon l'en dissuada et l'avenir lui donna raison.

La confiance que Charles IX avait témoignée à Matignon, Henri III la lui conserva, l'accrut même, et il n'eut pas à s'en repentir. La reine mère ne pouvait plus se passer de ses conseils; en voyage même elle se faisait accompagner du Maréchal. C'est ainsi qu'on le voit figurer dans le cortège brillant organisé par Catherine pour conduire au roi de Navarre sa jeune épouse, Marguerite de Valois. Peu de temps après, Matignon qui a déjà reçu le bâton de Maréchal est revêtu des insignes de chevalier du Saint-Esprit et nommé lieutenant-général en Guyenne.

C'est surtout dans ce nouveau poste que le Maréchal fait preuve de ses grandes qualités politiques et administratives et de son fidèle dévouement à la cause royale. Sa charge est extrêmement difficile à remplir. Il est loin de la cour, tout près de l'Espagne, pris entre les fougueux ligueurs de Bordeaux et les calvinistes exaltés du Béarn; il est lieutenant-général d'un gouverneur qui s'appelle Henri de Navarre; lui, catholique intransigeant, doit à la fois servir et surveiller ce prince calviniste et révolté. Il fallait vraiment pour s'acquitter d'une telle fonction un « fin et triquat Normand » comme Matignon. Disons mieux, il lui fallait un zèle ardent pour les intérêts de la royauté, une conscience parfaite de ses devoirs et un grand courage pour les accomplir.

Il s'en acquitte à merveille. Du premier coup il se rend maître du Château-Trompette et soustrait Bordeaux aux menées du parti révolutionnaire. Il réconcilie Marguerite de Valois avec son mari, le roi de Navarre, évite ainsi un grand scandale, fort préjudiciable à la cour de France et vu d'un œil favorable par la cour d'Espagne, toujours prête à nous faire quelque avanie.

Tout d'abord le roi de Navarre se tient en paix; il visite même son gouvernement de concert avec Matignon. Mais bientôt Henri III, ennemi acharné de la Ligue, se réconcilie avec elle, et du même coup s'aliène le roi de Navarre, avec lequel il avait entretenu jusqu'alors quelque commerce, par le moyen du Maréchal de Matignon.

La rupture fut complète. Henri de Navarre prit les armes; Matignon resta fidèle au roi, et par là même eut à combattre son gouverneur. Nous avons vu précédemment quelle habileté il déploya, quels succès militaires il obtint. Mais il convient de signaler l'énergie, la prudence dont il fit preuve après la défaite des royalistes à *Coutras* pour maintenir dans le devoir les huguenots de Guyenne, exaltés par un tel succès, relever le courage des ligueurs et arrêter les progrès du roi de Navarre. Il porta remède à tout et mérita les justes compliments de la cour.

Cependant le duc de Guise remportait dans l'Est de grands succès sur les Allemands. La Ligue mécontente de la politique de Henri III, exalta le nouveau héros et voulut l'opposer au roi. On sait déjà ce qui se passa à la Journée des Barricades. De Guise sachant de quels poids serait dans son parti un personnage tel que Matignon sollicita son concours; mais Matignon avertit le roi et écrivit au duc que ses devoirs de loyal sujet ne lui permettaient pas d'entrer dans ces coupables combinaisons. Peu de temps après Guise rentrait lui-même dans le devoir. Malheureusement le roi se laissait entraîner par ses ressentiments et aggravait la situation du royaume par le meurtre du duc de Guise aux Etats de Blois. Les ligueurs se soulevèrent par toute la France; ils furent particulièrement violents à Bordeaux. Mais Matignon s'opposa résolument au commencement de cette mutinerie et fit rentrer la ville dans le calme. Le Parlement lui-même, donnant quelques signes d'agitation, le Maréchal s'y rendit et le harangua si habilement que les membres récalcitrants déposèrent tout esprit d'opposition.

Le roi, se voyant en guerre ouverte avec la Ligue, et mal avec le roi de Navarre, jugea qu'il fallait obéir à la nécessité du temps (1), et ne pouvant se soutenir seul contre les deux partis, il résolut de traiter avec les huguenots et découvrit son dessein au Maréchal de Matignon qu'il employa le premier dans cette négociation avec le roi de Navarre. Bientôt le traité fut conclu, et les deux rois de France et de Navarre se réunirent pour combattre la Ligue.

Matignon, de lieutenant-général devint *gouverneur de Guyenne.* Il demeura dans sa province, mais son fils le comte de Torigni, le remplaça dignement dans l'armée royale et se fit un beau renom de bravoure. A Bordeaux, le maréchal échappa à un sérieux danger. De grandes processions devaient avoir lieu dans la ville au temps de Pâques; les ligueurs voulurent profiter de la grande affluence de peuple pour organiser une émeute. Mais le gouverneur découvrit le complot, prit toutes ses dispositons pour le jour fixé et fit arrêter les conjurés au moment où ils poussaient le cris : aux armes! — Quelques jours après, Henri III était assassiné par Jacques Clément sous les murs de Paris (1589).

Nouvelle situation difficile pour Matignon. Acceptera-t-il, lui catholique fervent, un roi huguenot? En habile normand, il résolut d'attendre, avant de se prononcer, et s'occupa d'abord de mettre en sûreté la ville de Bordeaux et la province entière. Cependant le Parlement, remué par quelques conseillers audacieux, se prononça ouvertement pour la Ligue contre Henri de Navarre. Mais il avait compté sans l'éloquence du Maréchal, qui fit valoir dans un discours fort remarquable tant et de si bonnes raisons de rester tranquille pour le moment, que les plus fougueux ne soufflèrent plus mot.

A ce moment, Henri IV députa vers lui son fils le comte de Torigni, pour s'assurer de sa fidélité. Matignon, que « son penchant à être toujours du côté du roi » et l'estime singulière qu'il avait pour les éminentes qualités de Henri IV, inclinaient naturellement vers ce monarque, lui fit dire que le nouveau souverain « ne régnerait jamais paisiblement en France tandis qu'il serait hors de la créance de l'Eglise catholique; qu'il n'attendait que sa conversion pour le rendre maître de toute la Guyenne; qu'il assurait cependant Sa Majesté que le parti de la Ligue n'y serait pas le plus fort, etc. (2). »

(1) *Hist. du Maréch. de Matig.,* par de Caillières, liv. II., p. 253.
(2) *Id.* *Id.* Id. liv. III, p. 289.

Cependant le Parlement de Bordeaux, voyant que le roi différait toujours sa conversion, manifesta de nouveau ses sentiments hostiles. Matignon en avertit le roi, qui lui envoya une lettre où il indiquait les raisons qui retardaient son adjuration. Le gouverneur les fit valoir devant le Parlement et mit sous les verrous quelques ligueurs trop ardents.

Matignon, comptant sur les promesses de Henri de Navarre, dont il connaissait la loyauté, commença dans les conversations à faire entendre qu'il était temps de lui obéir; qu'il savait de science certaine qu'il se ferait bientôt catholique; et que, si l'on attendait sa conversion, l'on perdrait le mérite de l'affection qu'il se promettait du Parlement et de la Province. Ces paroles très habiles furent partout répétées et produisirent le meilleur effet, même au Parlement, qui fit bientôt sa soumission complète. Il ordonna en effet que le sceau nouvellement gravé, sous le nom de Henri IV, roi de France et de Navarre, serait désormais appliqué à tous les actes publics, et reçu comme la marque de l'autorité souveraine qui seule pouvait les autoriser (1).

Cette nouvelle réjouit fort le roi qui en écrivit au Maréchal dans les termes les plus affectueux. Celui-ci écrivit à son tour au monarque pour le presser de se faire instruire dans la religion catholique; et quelque temps après, dans une longue entrevue, il instita tellement sur la nécessité d'une conversion prompte et sincère que Henri IV se résolut à faire le pas décisif. Après une étude sérieuse des principes de la vraie religion, le Béarnais fit une abjuration solennelle de ses erreurs, à Saint-Denis. A la cérémonie, Matignon tenait rang de premier et plus ancien maréchal de France. Sa joie était complète : il l'écrivit au Parlement de Bordeaux qui la partagea sincèrement. Au sacre du roi, Matignon remplit la charge de connétable : juste récompense de ses travaux et de sa fidélité. A l'entrée de Henri IV dans Paris, il était à la tête du régiment des Suisses et malmena fort les Allemands de la Ligue qui voulaient opposer quelque résistance. Le même jour, il reçut l'ordre de faire sortir les Espagnols et se trouva, à la porte Saint-Martin, aux côtés du roi, pour les voir passer. Enfin il fut chargé de négocier avec les ligueurs de la capitale : ce qu'il fit avec beaucoup d'habileté et de courtoisie.

(1) *Hist. de Mat.*, par de Caillières, liv. III, p. 302.

On voit par ces différentes fonctions qu'il eut à remplir dans des circonstances aussi solennelles, quelle estime le Maréchal avait su inspirer à Henri IV. Il était occupé à organiser l'armée royale, lorsque des lettres de Guyenne lui apprirent qu'en son absence, le parti de la Ligue essayait de se reconstituer. Matignon regagna sur l'heure son gouvernement et fit rentrer les rebelles dans le devoir. Rien n'échappait à sa sagacité. Il informa le roi que les huguenots, mécontents de sa conversion, façonnaient pour l'avenir un monarque à leur guise, dans la personne du jeune prince de Condé, qu'il fallait absolument soustraire à leur influence. Le conseil était sage, il fut suivi.

Pendant la guerre avec l'Espagne, le Maréchal redoubla de vigilance dans sa Province, pour empêcher toute tentative des ligueurs, et toute surprise de la part des Espagnols. Il visite lui-même les villes les plus menacées, ordonnant les travaux de défense nécessaires à leur sécurité.

Un si grand dévouement reçut sa récompense. Le maréchal fut élu maire de Bordeaux pour la seconde fois; puis voyant que les Espagnols ne pouvaient rien entreprendre contre la Guyenne, il obtint du roi la permission de se rendre en Normandie, pour donner ordre à ses affaires domestiques.

Il ne lui restait plus qu'un fils, le jeune comte de Torigni et deux filles, Gilonne, mariée au marquis de Beuvron, de la maison d'Harcourt, et Anne, qui avait épousé le marquis de Canisy, de la très noble et très ancienne maison de Carbonnel. Le Maréchal voulut assurer l'avenir de son fils; il lui choisit pour épouse Eléonore d'Orléans, fille du duc de Longueville et de Marie de Bourbon, princesse de sang royal. Henri IV lui-même en fit la demande en faveur du comte : et après qu'elle fut agréée, il honora le contrat de son seing et les noces de sa présence (1).

Ce fut le dernier honneur et la dernière joie du Maréchal. Peu de temps après, à la nouvelle que les Espagnols menaçaient d'envahir la Guyenne, il retourna dans son gouvernement, assura définitivement la défense des places et fut frappé d'apoplexie au milieu de ses travaux.

Avant de terminer cette Etude sur le Maréchal de Matignon, il

(1) *Hist. de Matig.*, par de Caillières, liv. III, p. 358. — Onzième tableau de la galerie du château de Torigni, par le peintre Vignon.

importe de montrer en lui le catholique fervent. Partout nous l'avons trouvé fidèle à la cause royale, mais toujours il laisse entendre, il déclare même qu'il subordonne les intérêts du roi à ceux de la religion catholique.

Dès l'année 1561, Matignon, voyant que la reine favorisait à l'excès les huguenots, se retira dans son gouvernement de Normandie et fit à ces derniers une guerre sans répit, mais loyale.

Jamais il ne put souffrir les huguenots dans le parti du roi. Il aimait mieux courir les plus grands dangers et des fatigues sans nombre dans une guerre contre Henri de Navarre, que de goûter avec lui et les réformés les douceurs de la paix. De Caillières nous dit que « ni son intérêt, ni sa sûreté particulière ne le faisaient opiner contre sa conscience (1). »

Lorsque Henri IV demanda concours et soumission au Maréchal, celui-ci lui déclara qu'il ne servirait qu'un roi catholique et que par conséquent le roi de Navarre veillât bien à se faire instruire au plus tôt dans la vraie religion. Il le pressa par lettres, de vive voix (2), hardiment, tout en gardant les bornes du respect; et l'on peut dire en toute vérité que ce fut Matignon qui détermina le monarque huguenot à étudier la doctrine catholique et à entrer dans le giron de l'Eglise romaine.

Tels furent les sentiments religieux de notre grand Maréchal. Ils donnent à ses qualités militaires et à sa prudence consommée un nouveau lustre, un éclat incomparable.

Matignon était mort dans son gouvernement de Guyenne. Ses restes furent rapportés à Torigni, et déposés dans « la chapelle » dite « du Château, « en l'église Saint-Laurent. Sur le caveau sépulcral, la Maréchale, son épouse, fit élever un magnifique mausolée en marbre blanc qui fut brisé avec d'autres tombeaux, par les soldats républicains de Séphères, en 1793.

L'illustre Maréchal avait eu trois fils. Le second, seigneur de Lonray, nommé à l'évêché de Coutances, était mort en allant à Rome, en 1588. L'aîné *Odet de Matignon*, comte de Torigni, devint l'un des plus braves guerriers de son temps. Henri IV, qui l'estimait beaucoup et voulait aussi récompenser dans la personne du fils les grands services du père, se l'attacha et voulut toujours l'avoir à ses côtés.

(1) *Hist. de Malig.*, liv. II, p. 160.
(2) *Id.*   liv. III, p. 324.

Odet se distingua à Ivry, où il couvrit de sa personne le roi lui-même. Il prit part à tous les combats importants de l'époque, et plusieurs fois, Henri IV envoya au Maréchal les lettres les plus élogieuses sur son compte.

Odet, mourut le 25 août 1595, à l'âge de 37 ans, des suites d'une pleurésie.

Il ne restait plus qu'un fils au Maréchal, le jeune *Charles, comte de la Roche,* qui avait servi presque constamment en Guyenne, sous les ordres de son père, et s'était acquis une grande réputation de bravoure.

Henri IV, à la mort de son frère Odet, le nomma lieutenant-général de Normandie. Charles fixa sa résidence à Torigni, et fit du château que lui laissait son père, une demeure presque royale. Il mourut, le 9 juin 1648, à l'âge de 84 ans, après avoir érigé en comté la baronnie de Torigni.

Charles de Matignon avait eu de son épouse, Eléonore d'Orléans-Bourbon, trois fils : Jacques, Léonor et François.

Jacques, comte de Torigni, du vivant de son père, fut pourvu en survivance des charges de lieutenant-général du roi au gouvernement de Normandie et des gouvernements de Cherbourg, Granville, Saint-Lô et Chausey.

Léonor, second fils de Charles, devint successivement évêque de Coutances et de Lisieux, et laissa une grande réputation de science et de vertu. Au pillage du caveau sépulcral de l'église Saint-Laurent, en 1793, son corps, ses vêtements même furent retrouvés à peu près intacts.

Son jeune frère, *François,* devint à la mort de Jacques, tué dans un duel, comte de Torigni, conseiller du du roi, lieutenant-général en Normandie, etc.

De son mariage avec Anne de Malon, de la très noble maison de Bercy, il eut douze enfants dont les plus illustres furent *Henri,* qui lui succéda dans toutes ses charges et dignités, *Léonor II,* évêque de Lisieux, *Jacques,* évêque de Condom, et *Charles-Auguste,* maréchal de France.

Ce dernier prit une part active et glorieuse aux grandes luttes de Louis XIV contre l'Europe coalisée, et reçut, en récompense de ses services, le bâton de Maréchal de France (1708). Ce fut lui qui dirigea, la même année, le corps expéditionnaire chargé d'accompagner et de soutenir en Ecosse le fils de Jacques II, connu sous le titre de Chevalier de Saint-Georges. Il mourut à Paris, en 1729, à l'âge de 82 ans.

Henri, comte de Torigni, eut de Marie-Françoise de la Lutumière, neuf enfants qui moururent tous sans postérité, moins une fille nommée *Charlotte*. Celle-ci épousa son oncle, *Jean de Matignon :* ainsi se trouvèrent réunis dans une même main les biens des nobles maisons de Matignon et de la Lutumière.

L'un des fils de Jean, *Jacques-François,* épousa en 1715, Louise-Hippolyte, héritière d'*Antoine Grimaldi, prince de Monaco.* A la mort de ce dernier, Matignon devait entrer en possession de la principauté, de la pairie française et du titre de duc de Valentinois, à la condition de prendre le nom et les armes des Grimaldi « sans pouvoir, lui ni ses descendants, ajouter aucun autre nom à celui de Grimaldi, ni prendre d'autres armes. »

Ainsi disparut le nom de Matignon. Les comtes de Torigni représentaient la branche aînée; la branche cadette, demeurée en Bretagne, s'était fondue, par les femmes, dans la famille des Montmorency.

DESCRIPTION DES TABLEAUX ET OBJET D'ART

APPARTENANT AU MUSÉE

OBSERVATION

Le Musée de la ville de Torigni est, pour le moment, réparti en plusieurs salles également accessibles au public.

ITINÉRAIRE ET EXPLICATIONS

AU REZ-DE-CHAUSSÉE

I. — Salle d'entrée de la Mairie

1° Au-dessus de la cheminée, à droite :

Portrait, peint par Largillière, de Catherine-Thérèse de Matignon, veuve de Jean-Baptiste Colbert, marquis de Seignelay, ministre sous Louis XIV après le grand Colbert, son père ; épouse en deuxièmes noces de Charles de Lorraine, comte de Marsan, prince de Mortagne, décédée veuve le 7 décembre 1699, à 39 ans.

A droite : Fête flamande de village à laquelle assiste le Seigneur, du genre de Téniers père.

A gauche, dessus de porte : Moïse sauvé des eaux, par Dufresnoy, d'après le tableau original de Nicolas Poussin.

2° Au-dessus de la porte d'entrée :

Plainte à M. le bailli par une jeune fille contre le jeune homme qui l'a trompée.

II. — SECRÉTARIAT DE LA MAIRIE

1° Au-dessus de la cheminée :

Jacques III de Matignon, maître de camp, général de la cavalerie légère, tué en duel l'an 1626, à 23 ans, époux de Henriette de la Guiche, fils de Charles et de Léonore d'Orléans.

2° Au fond, à gauche :

Henriette de la Guiche, épouse du précédent, devenue duchesse d'Angoulême par son mariage avec Louis de Valois, duc d'Angoulême, — peint par Van Dyck.

3° Au fond, en dessous et à droite :

Deux tapisseries des Gobelins interprétant des sujets de l'*Enéide* avec les inscriptions suivantes :

> In Teucros animum pandit regina quietum
> Quos tuto orantes excipit hospitio.
>
> Æneas Siculis dum jactaretur in undis
> Compulsus ventis punica regna petit.

4° Au-dessus de la porte d'entrée de cette salle :

Françoise Daillon du Lude, épouse du grand maréchal de Matignon, décédée en 1611, peint par Van Dyck.

5° Au-dessus de l'entrée de la salle des Délibérations :

Introducteur des Ambassadeurs au commencement du règne de Louis XIV, par Philippe de Champaigne, selon les uns, et suivant les autres, par Van-der-Meulen.

III. — SALLE DES DÉLIBÉRATIONS

1° Au-dessus de la porte d'entrée :

Léonore d'Orléans, épouse de Charles de Matignon, deuxième fils du grand maréchal, morte en l'an 1639, le 10 juin.

2º Au-dessus de la cheminée :

Enlèvement de Déjanire, par Le Guide. (Répétition de l'auteur, dit-on.)

3º A droite, du même côté :

Charles de Matignon, deuxième fils du maréchal, décédé en 1648.

4º Sur le côté suivant, au fond :

Le maréchal Jacques II de Matignon, en grand costume de chevalier du Saint-Esprit. — Auteur inconnu.

A gauche, en haut :

Léonor d'Orléans, duc de Longueville, beau-père de Charles de Matignon, lequel obtint de Charles IX que les ducs de Longueville auraient le titre de princes du sang.

A gauche, en haut :

Marie de Bourbon, duchesse de Longueville, belle-mère de Charles de Matignon.

Ces deux derniers portraits sont attribués à Van Dyck.

5º En face de la cheminée :

Triomphe de Trajan (ou de tout autre empereur,) attribué à Jules Romain suivant les uns, et, d'après les autres, à Andrea-del-Sarte, auteur de plusieurs œuvres semblables.

Au-dessous :

Bas-relief en plâtre, donné par l'État, représentant le poëte Tyrtée chantant les *Messéniennes*, par Péene.

AU PREMIER ÉTAGE

I. — SALLE D'ENTRÉE

1º Au-dessus de la porte d'introduction :

Personnage du temps de Louis XIV en costume d'amiral. — Nom et auteur inconnus.

2º A droite :

François de Matignon (fils de Charles), chevalier des ordres du Roy, époux d'Anne de Malon, mort le 19 janvier 1675.

3° A gauche :

Odet de Matignon (premier fils du maréchal), chevalier des ordres du Roy.

Relevé sur ce portrait l'inscription suivante :

« Mre Odet de Matignon, fils du maréchal de Matignon, chevalier
« des ordres du Roy et son lieutenant général au gouvernement de
« la Normandie, mort en 1596, ayant été pourvu du brevet d'amiral
« de France pendant sa maladie. »

4° En face de ce portrait (côté opposé).

Allain de Matignon, en costume du temps de Louis XI, grand écuyer de France sous les règnes de Charles VII et de Louis XI.

Inscrit sur ce tableau :

« Allain Goyon, seigneur de Villiers, dernier fils de Jean de
« Matignon et de Marguerite de Mauny. »

« Se retira en Flandre auprès de Louis XI encore dauphin,
« revint avec lui et commanda à son entrée dans Paris une des
« deux compagnies de gentilshommes entretenus pour sa garde,
« fut bailly du Costentin en 1463, se jeta dans Caen avec sa com-
« pagnie de lances, se défendit contre le seigneur Lescun en 1465,
« fut fait grand écuyer de France en 1465, désappointé en 1468,
« rétabli en 1474, grand bailli de Caen en 1483; il mourut à Caen
« et y fut enterré en 1490. »

5° Au-dessus de la porte d'entrée de la justice de paix :

Portrait de femme inconnue (auteur inconnu).

II. — Salle de la Justice de Paix

1° Au-dessus de la porte d'entrée :

Un portrait de femme (auteur inconnu).

2° Au-dessus de la cheminée :

Un attaché de la cour de Henry IV en costume de ville, décoré de l'ordre du Saint-Esprit.

En face, une copie de l'introducteur des ambassadeurs du temps de Louis XIV, placé dans la salle du secrétariat.

3° Derrière l'estrade de la justice de paix :

Une tapisserie des Gobelins avec l'inscription suivante :

Septem prosternit cervo mitatus Achate
Quos fame defessos divin socios.

3.

4° A gauche de la tapisserie :.

Portrait d'Odet de Matignon déjà nommé, lieutenant-général de Normandie, qui mourut jeune en combattant pour Henry IV contre les Ligueurs. — Peint par Van Dyck.

5° A droite :

Une marine par Durand-Brayer, représentant un radeau à la fin d'une tempête. — Don du Ministre de l'Intérieur en 1853.

ANCIENNE CHAPELLE

1° A la porte d'entrée, au-dessus, extérieur :
Princesse de Condé, auteur inconnu.

2° A l'intérieur, au-dessus de la porte d'entrée :
Assomption, par Lebrun.

3° A droite :
Portrait de l'abbé Auteserre, curé de Torigni, décédé en 1851, par Lecerf.
Portrait d'Odet de Matignon (déjà nommé) en costume d'amiral.

4° A l'autel.
Tableau de l'adoration des bergers, par Blanchard.

5° A gauche de l'entrée :
Portrait en pied de Léonor de Matignon, évêque de Lisieux, par Beau-Brun (1661).

6° A gauche de l'entrée de la galerie :
Jean de Matignon, âgé de 7 ans, fils de Henry, enfant d'honneur de M. le dauphin à son baptême en date du 20 mars 1663, mort en 1671. — Tableau de Largillière.

7° A droite de la même entrée :
Charles-Auguste de Matignon, maréchal de France, comte de Gacé, fils de François (1647-1729).

8° Au-dessus de cette entrée :
Résurrection de Lazare, d'après Rubens.

DANS LA GRANDE GALERIE

1° Au-dessus de l'entrée :

Evanouissement d'Esther, attribué légèrement à Nicolas Poussin.

2° Dans l'intérieur :

Deux groupes en plâtre de Arthur Le Duc, l'un à l'entrée étant la *Harde des Cerfs* dont le bronze est au jardin du Luxembourg, et l'autre la *Mort de Roland à Roncevaux* (placé dans la coupole).

3° Sur le pourtour, adossés aux murailles :

Onze grands tableaux, peints par Claude Vignon, élève de Rubens, de 1651 à 1653, ainsi qu'il le dit au onzième grand tableau où il en présente lui-même le certificat, reconnu aujourd'hui authentique par l'Etat qui a déjà contribué à la restauration de cette galerie.

Voici du reste, la description historique de ces tableaux avec leurs inscriptions.

1er TABLEAU

Matignon et Normandie. — Matignon et Cornouaille.

Estienne Goyon, sire de Matignon, s'embarque pour la Terre-Sainte avec Godefroy de Bouillon et Allain Fergent en 1096.

Au loin, sur la mer, s'alignent les vaisseaux qui porteront les guerriers. Au rivage, dans une des barques, Estienne Goyon tend la main à Allain Fergent, duc de Bretagne. D'autres barques sont pleines des personnages qui vont assister à leur départ.

En haut, des allégories avec les armes, la bannière de la famille des Matignon, et cet écriteau volant :

« Ancienneté, vaillance et la dévotion
« Illustrent à jamais le nom de Matignon. »

2e TABLEAU

Matignon et Guinguant. — Matignon et Vendôme.

Estienne Goyon, sire de Matignon, fils de Denis Goyon, est fait premier chambellan par le duc de Bretagne aux Etats en 1183.

Le seigneur Denis de Matignon qui s'est distingué avec les siens dans la guerre contre les Anglais, présente son fils au duc de Bretagne, qui lui donne les insignes de grand chambellan.

Autour de ces personnages se trouvent les différents membres de la cour de Bretagne.

3ᵉ TABLEAU

Matignon et Harcourt. — Matignon et Dinan.

Grand combat de Bretons et Turcs en la Terre-Sainte. Les sires de Matignon, père et fils, au nombre des victorieux. 1239.

La lutte a lieu dans la campagne, autour de Damas. Bertrand de Matignon a déjà combattu et rompu sa lance. Son fils, Jean, qui est à ses côtés porte un coup mortel au grand Vizir et le duc de Bretagne plonge son épée dans la gorge du roi de Tunis.

Dans le lointain, l'armée chrétienne applaudit à ces hauts faits.

4ᵉ TABLEAU

Matignon et la Hunaubaye. — Matignon et Bretagne.

Mariage de Bertrand Goyon, sire de Matignon avec dame Jeanne de Bretagne, l'an mil CCXLV.

Au centre, le seigneur de Matignon donne la main à sa jeune épouse. A côté de lui se trouve le duc de Bretagne, richement vêtu, qui lui manifeste son affection. Du côté de la mariée, la duchesse de Bretagne mère et la dame de Matignon.

Entre les deux époux, l'évêque de Rouen, Maurice, bénissant l'union nuptiale.

5ᵉ TABLEAU

Matignon et Derieux. — Matignon et Pesnel.

Prise du comte de Montfort dans Nantes par les assistances des sires de Matignon, père et fils, l'an 1342.

Sur la droite du tableau, le duc de Bretagne sur son trône assisté de Matignon père, de seigneurs et soldats et accompagné d'une amazone qui est la duchesse avec sa fille.

Au fond, la ville de Nantes et à gauche le comte de Montfort amené prisonnier par Etienne de Matignon.

Au-dessus de cette scène, la Justice chassant la Discorde avec ses attributs.

5ᵉ TABLEAU

Matignon-Châteaubriant. — Guesclin Matignon.

Bataille de Cocherel près Evreux, gagnée par Mʳᵉ Bertrand

Duguesclin où Mre Bertrand Goyon, sire de Matignon, son cousin germain, portait sa bannière, l'an MCC soixante quatre.

En avant et au centre du tableau, le jeune Bertrand de Matignon, porteur de l'étendard français, le défend vaillamment contre les ennemis qui l'entourent. L'ange tutélaire de la maison de Matignon le protège.

Dans le lointain, Bertrand Duguesclin se précipite sur les Anglais et les met en déroute.

7e TABLEAU

Matignon et Rochefort. — Matignon et Mauny.

Siège de Saint-Malo, où Bertrand, sire de Matignon et Jean son fils commandaient l'armée navale en 1393.

Au premier plan, se trouve le rocher de Saint-Malo, assiégé par le duc de Bretagne dont le camp est établi sur des côteaux vus à droite et un peu en arrière. Les seigneurs de Matignon, Bertrand et Jean font l'attaque par la grève et l'issue de la lutte qui est vive semble douteuse.

Au haut du tableau, des allégories semblent annoncer la victoire des assiégeants.

8e TABLEAU

Matignon-Duperré-Quintin. — Matignon et de Jancourt

Au siège de Caen, le roi Charles VII fait Bertrand Goyon chambellan et son frère Alain, grand écuyer de France, 1450.

La scène du tableau se passe dans l'abbaye d'Ardennes, près de la ville de Caen que l'on voit au loin, attaquée par les troupes royales. Le roi Charles VII, armé de pied en cap et assis sous un dais, remet aux deux frères Matignon les insignes des titres qu'il leur confère.

9e TABLEAU

Matignon et Laval. — Matignon et Silly.

Le sire Jacques de Matignon, colonel des Suisses, les commande sous François Ier aux guerres de Piémont, 1527.

Ce tableau représente Jacques de Matignon, colonel général des Suisses, défilant à la tête de ses troupes, devant François Ier, la reine Eléonore de Castille, les enfants royaux et les seigneurs de la cour.

10e TABLEAU

Matignon et Bourbon. — Matignon et Daillon.

Jacques de Matignon, maréchal de France, après avoir réduit la Champagne, Guyenne, Brie et Bourgogne, prend d'assaut la Fère en Picardie en 1580 (5 mai).

Matignon paraît à cheval devant le roi de France Henri III, entouré de sa mère et d'une nombreuse noblesse, et vient, après avoir réduit la Guyenne, la Bourgogne, la Champagne et la Brie et pris d'assaut la Fère en Picardie, recevoir du roi le titre de gouverneur en chef de la Basse-Normandie.

11e TABLEAU

Matignon et Orléans. — Matignon et Bourbon.

Charles de Matignon, fils du maréchal, épouse Léonore d'Orléans, fille du duc de Longueville et de Marie de Bourbon en 1597.

Le tableau représente la table nuptiale avec tous les convives parmi lesquels figure le roi de France, Henri IV, qui se tient à gauche de la mariée et converse avec différents personnages.

Au bas de la table se trouve le marié, Charles de Matignon et au milieu, du côté gauche se trouve le maréchal de Matignon, et à l'un de ses côtés la duchesse de Longueville.

A droite, au bas du tableau, le peintre Vignon présente aux regardants un papier par lequel il témoigne que « la principalle « gloire de la reussye de cette galerye est deûe aux grands et « illustres soins de Mre de Boisgeffray quy par ses doctes instruc- « tions a soustenu les pinceaux » de l'artiste « en ces onze grands « tableaux originaux, faits de » sa main « à Paris en l'espace de « deux années de temps, finis au mois d'avril de l'an mil six cents « cinquante trois. »

Nota. — Au-dessous des 11 grands tableaux sont peintes des vues anciennes (vers 1640) de diverses villes et bourgs.

On trouve donc sous

Le 1er tableau.		Vue du château de Matignon.
2e	»	Vue du château de la Latte.
3e	»	Vue de la ville de Granville.
4e	»	Vue des îles de Chausey.
5e	»	Vue de la ville de Cherbourg.
7e	»	Vue du bourg de Tessy.
8e	»	Vue de la ville de Saint-Lô.
9e	»	Vue du château de Torigni.
10e	»	Vue du château de Lonray.
11e	»	Vue du château de Gacé.

AUTOUR DE LA COUPOLE

Trois belles tapisseries avec les inscriptions en vers ci-après :

Oscula dans Dido complexu dona ferentis
Cæca per Ascanii vulnera sentit amans.

Itur venatum multa comitante catervâ
In nemus et comites pompa superba trahit.

Ut profugus cessit delusa cupidine cæco
Desperans Dido : « nunc moriamur », ait.

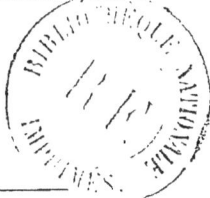

www.ingramcontent.com/pod-product-compliance
Lightning Source LLC
Chambersburg PA
CBHW060458210326
41520CB00015B/4003